Renate Sültz & Uwe H. Sültz

Pflegetagebuch

für 30 Tage

+ Notizbuch für besondere Vorkommnisse

BoD – Books on Demand

Norderstedt 2016

Bibliografische Informationen durch die Deutsche Nationalbibliothek.

Die Deutsche Nationalbibliothek verzeichnet diese Publikation in der Deutschen Nationalbibliografie; detaillierte bibliografische Daten sind im Internet über http://dnb.dnb.de abrufbar.

Herstellung und Verlag:

BoD – Books on Demand, Norderstedt

ISBN 9-78384-2-36718-0

Pflegebedürftiger:
Name/Vorname: Adresse: geboren am:

Unterschrift:
Gesetzliche/r Vertreter/in, Bevollmächtigte/r,
Betreuer/in:
Name/Vorname: Adresse: Telefon:

Unterschrift:
Person/en, die das Tagebuch führen:
Name/Vorname: Adresse: Telefon:

Unterschrift:
Name/Vorname: Adresse: Telefon:

Unterschrift:

Verordnete Medikamente:

Info: Art der Hilfe:

A = unter Anleitung
B = unter Beaufsichtigung
U = mit Unterstützung
TÜ = teilweise Übernahme
VÜ = vollständige Übernahme

Orientierungswerte bei der vollständigen Übernahme:

Körperpflege
Waschen/ Duschen/ Baden:
· Ganzkörperwäsche: 20 bis 25 Minuten
· Waschen Oberkörper: 8 bis 10 Minuten
· Waschen Unterkörper: 12 bis 15 Minuten
· Waschen Hände/ Gesicht: 1 bis 2 Minuten
· Duschen: 15 bis 20 Minuten
· Baden: 20 bis 25 Minuten
Zahnpflege:
· Zahnpflege: bis 5 Minuten
Kämmen:
· Kämmen: 1 bis 3 Minuten
Rasieren/ Gesichtspflege:
· Rasieren: 5 bis 10 Minuten
 Darm- und/oder Blasenentleerung:
· Wasser lassen (Intimhygiene, Toilettenspülung):
 2 bis 3 Minuten
·Stuhlgang (Intimhygiene, Toilettenspülung):
 3 bis 6 Minuten

·Richten der Bekleidung: insgesamt 2 Minuten
Mobilität
 Aufstehen und Zubettgehen:
·Einfache Hilfe beim Aufstehen/ zu Bett gehen:
 je 1 bis 2 Minuten
·Umlagern: 2 bis 3 Minuten
 An- und Auskleiden:
 Kleidung aussuchen, aus dem Schrank holen,
 alle notwendigen Handgriffe, wie das Öffnen und
 Verschließen
 von Verschlüssen. Auch das Anziehen von Korsetts

 oder Prothesen zählen hierzu.
· Ankleiden gesamt: 8 bis 10 Minuten
· Ankleiden Oberkörper/ Unterkörper: 5 bis 6 Minuten

· Entkleiden gesamt: 4 bis 6 Minuten
· Entkleiden Oberkörper/ Unterkörper: 2 bis 3 Minuten
Ernährung
Mundgerechte Zubereitung:

·Mundgerechte Zubereitung einer Hauptmahlzeit:

 2 bis 3 Minuten
Aufnahme der Nahrung/ Sonderkost:
·Essen von Hauptmahlzeiten (einschl. Trinken):
 je 15 bis 20 Minuten

Pflegetagebuch für: Datum:

Verrichtung: Mo = Morgens Mi = Mittags Ab = Abends Na = Nachts	Zeitaufwand:					Hilfe-Art:				
	Mo	Mi	Ab	Na		A	B	U	TÜ	VÜ
Körperpflege:										
Ganzkörperwäsche										
Teilwäsche										
Duschen										
Baden										
Mund-/Zahnpflege										
Kämmen										
Rasieren										
Blasenentleerung										
Darmentleerung										
Intimpflege										
Kleidung richten										
Inkontinenzartikel wechseln										
Urin-/Stomabeutel wechseln/leeren										
Ernährung:										
Mundgerechte Zubereitung										
Essen und Trinken reichen										
Mobilität:										
Aufstehen vom Bett										
Lagerung										
Zubettgehen										
Rollstuhl (Aufstehen/ Hineinsetzen)										
An- und Auskleiden										
Bewegen im Haus										
Stehen										
Treppensteigen										
Begleiten (z.B. zum Arzt)										
Hauswirtschaft:										
Einkaufen										
Kochen										
Wohnung reinigen										
Spülen										
Wechsel der Wäsche										
Waschen und Bügeln										
Wohnung heizen										
Besonderheiten:										

Vorkommnisse
→

Pflegetagebuch für: Datum:

Verrichtung: Mo = Morgens Mi = Mittags Ab = Abends Na = Nachts	Zeitaufwand:				Hilfe-Art:				
	Mo	Mi	Ab	Na	A	B	U	TÜ	VÜ
Körperpflege:									
Ganzkörperwäsche									
Teilwäsche									
Duschen									
Baden									
Mund-/Zahnpflege									
Kämmen									
Rasieren									
Blasenentleerung									
Darmentleerung									
Intimpflege									
Kleidung richten									
Inkontinenzartikel wechseln									
Urin-/Stomabeutel wechseln/leeren									
Ernährung:									
Mundgerechte Zubereitung									
Essen und Trinken reichen									
Mobilität:									
Aufstehen vom Bett									
Lagerung									
Zubettgehen									
Rollstuhl (Aufstehen/ Hineinsetzen)									
An- und Auskleiden									
Bewegen im Haus									
Stehen									
Treppensteigen									
Begleiten (z.B. zum Arzt)									
Hauswirtschaft:									
Einkaufen									
Kochen									
Wohnung reinigen									
Spülen									
Wechsel der Wäsche									
Waschen und Bügeln									
Wohnung heizen									
Besonderheiten:									

Mo = Morgens Mi = Mittags Ab = Abends Na = Nachts

Vorkommnisse
→

Pflegetagebuch für:

Verrichtung:
Mo = Morgens Mi = Mittags Ab = Abends Na = Nachts

Datum:

	Zeitaufwand:				Hilfe-Art:				
	Mo	Mi	Ab	Na	A	B	U	TÜ	VÜ
Körperpflege:									
Ganzkörperwäsche									
Teilwäsche									
Duschen									
Baden									
Mund-/Zahnpflege									
Kämmen									
Rasieren									
Blasenentleerung									
Darmentleerung									
Intimpflege									
Kleidung richten									
Inkontinenzartikel wechseln									
Urin-/Stomabeutel wechseln/leeren									
Ernährung:									
Mundgerechte Zubereitung									
Essen und Trinken reichen									
Mobilität:									
Aufstehen vom Bett									
Lagerung									
Zubettgehen									
Rollstuhl (Aufstehen/ Hineinsetzen)									
An- und Auskleiden									
Bewegen im Haus									
Stehen									
Treppensteigen									
Begleiten (z.B. zum Arzt)									
Hauswirtschaft:									
Einkaufen									
Kochen									
Wohnung reinigen									
Spülen									
Wechsel der Wäsche									
Waschen und Bügeln									
Wohnung heizen									

Besonderheiten:

Vorkommnisse
→

Pflegetagebuch für:

Datum:

Verrichtung:

Mo = Morgens Mi = Mittags Ab = Abends Na = Nachts

	Zeitaufwand:				Hilfe-Art:				
	Mo	Mi	Ab	Na	A	B	U	TÜ	VÜ
Körperpflege:									
Ganzkörperwäsche									
Teilwäsche									
Duschen									
Baden									
Mund-/Zahnpflege									
Kämmen									
Rasieren									
Blasenentleerung									
Darmentleerung									
Intimpflege									
Kleidung richten									
Inkontinenzartikel wechseln									
Urin-/Stomabeutel wechseln/leeren									
Ernährung:									
Mundgerechte Zubereitung									
Essen und Trinken reichen									
Mobilität:									
Aufstehen vom Bett									
Lagerung									
Zubettgehen									
Rollstuhl (Aufstehen/ Hineinsetzen)									
An- und Auskleiden									
Bewegen im Haus									
Stehen									
Treppensteigen									
Begleiten (z.B. zum Arzt)									
Hauswirtschaft:									
Einkaufen									
Kochen									
Wohnung reinigen									
Spülen									
Wechsel der Wäsche									
Waschen und Bügeln									
Wohnung heizen									

Besonderheiten:

Vorkommnisse
→

Pflegetagebuch für:					Datum:				
Verrichtung:	Zeitaufwand:				Hilfe-Art:				
Mo = Morgens Mi = Mittags Ab = Abends Na = Nachts	Mo	Mi	Ab	Na	A	B	U	TÜ	VÜ
Körperpflege:									
Ganzkörperwäsche									
Teilwäsche									
Duschen									
Baden									
Mund-/Zahnpflege									
Kämmen									
Rasieren									
Blasenentleerung									
Darmentleerung									
Intimpflege									
Kleidung richten									
Inkontinenzartikel wechseln									
Urin-/Stomabeutel wechseln/leeren									
Ernährung:									
Mundgerechte Zubereitung									
Essen und Trinken reichen									
Mobilität:									
Aufstehen vom Bett									
Lagerung									
Zubettgehen									
Rollstuhl (Aufstehen/ Hineinsetzen)									
An- und Auskleiden									
Bewegen im Haus									
Stehen									
Treppensteigen									
Begleiten (z.B. zum Arzt)									
Hauswirtschaft:									
Einkaufen									
Kochen									
Wohnung reinigen									
Spülen									
Wechsel der Wäsche									
Waschen und Bügeln									
Wohnung heizen									
Besonderheiten:									

Mo = Morgens Mi = Mittags Ab = Abends Na = Nachts

Vorkommnisse
→

Pflegetagebuch für:

Datum:

Verrichtung: Mo = Morgens Mi = Mittags Ab = Abends Na = Nachts	Zeitaufwand:					Hilfe-Art:				
	Mo	Mi	Ab	Na		A	B	U	TÜ	VÜ
Körperpflege:										
Ganzkörperwäsche										
Teilwäsche										
Duschen										
Baden										
Mund-/Zahnpflege										
Kämmen										
Rasieren										
Blasenentleerung										
Darmentleerung										
Intimpflege										
Kleidung richten										
Inkontinenzartikel wechseln										
Urin-/Stomabeutel wechseln/leeren										
Ernährung:										
Mundgerechte Zubereitung										
Essen und Trinken reichen										
Mobilität:										
Aufstehen vom Bett										
Lagerung										
Zubettgehen										
Rollstuhl (Aufstehen/ Hineinsetzen)										
An- und Auskleiden										
Bewegen im Haus										
Stehen										
Treppensteigen										
Begleiten (z.B. zum Arzt)										
Hauswirtschaft:										
Einkaufen										
Kochen										
Wohnung reinigen										
Spülen										
Wechsel der Wäsche										
Waschen und Bügeln										
Wohnung heizen										
Besonderheiten:										

Vorkommnisse
→

Pflegetagebuch für:

Datum:

Verrichtung:

Mo = Morgens Mi = Mittags Ab = Abends Na = Nachts

	Zeitaufwand:					Hilfe-Art:				
	Mo	Mi	Ab	Na		A	B	U	TÜ	VÜ
Körperpflege:										
Ganzkörperwäsche										
Teilwäsche										
Duschen										
Baden										
Mund-/Zahnpflege										
Kämmen										
Rasieren										
Blasenentleerung										
Darmentleerung										
Intimpflege										
Kleidung richten										
Inkontinenzartikel wechseln										
Urin-/Stomabeutel wechseln/leeren										
Ernährung:										
Mundgerechte Zubereitung										
Essen und Trinken reichen										
Mobilität:										
Aufstehen vom Bett										
Lagerung										
Zubettgehen										
Rollstuhl (Aufstehen/ Hineinsetzen)										
An- und Auskleiden										
Bewegen im Haus										
Stehen										
Treppensteigen										
Begleiten (z.B. zum Arzt)										
Hauswirtschaft:										
Einkaufen										
Kochen										
Wohnung reinigen										
Spülen										
Wechsel der Wäsche										
Waschen und Bügeln										
Wohnung heizen										

Besonderheiten:

Vorkommnisse
→

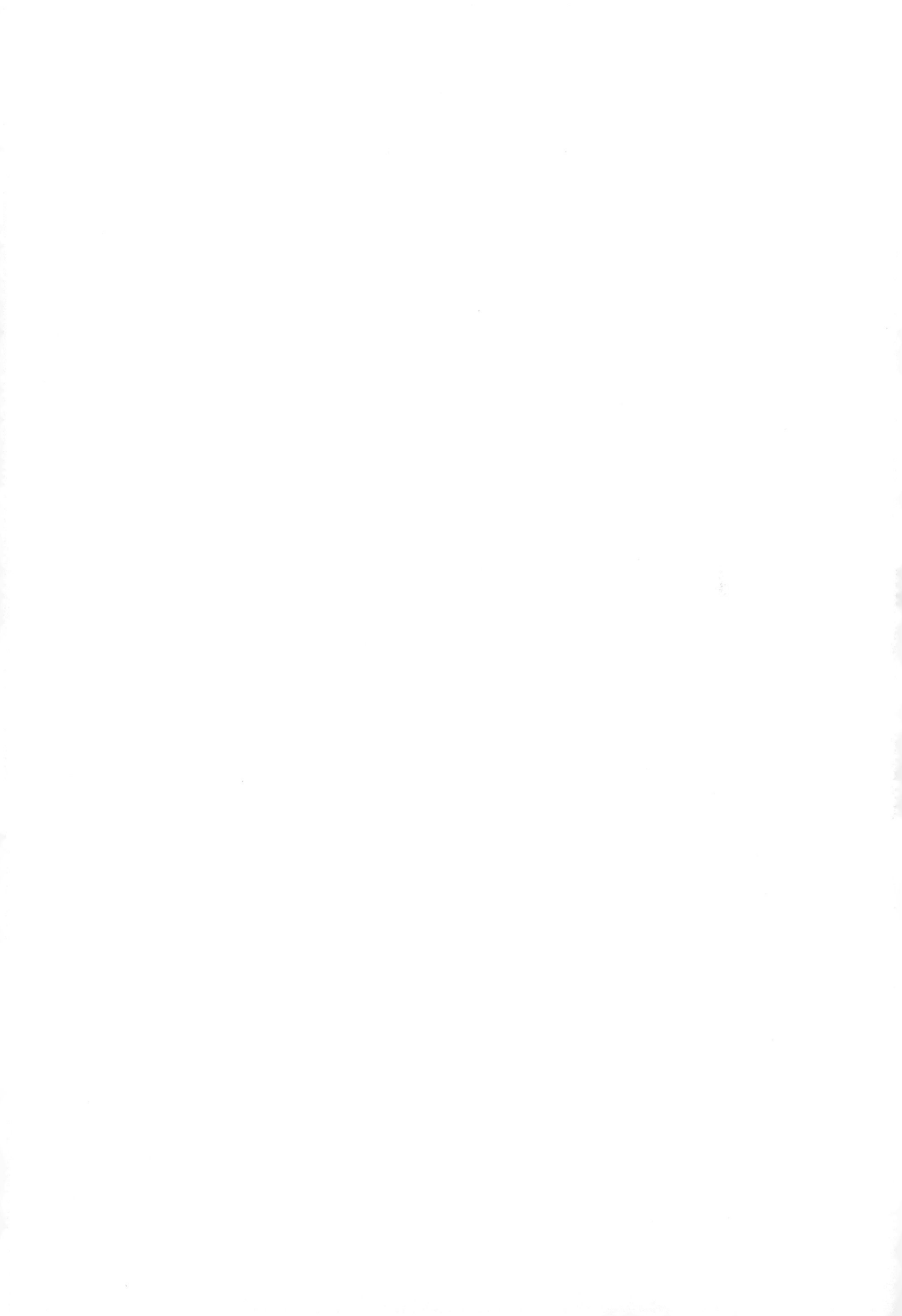

Pflegetagebuch für:

Datum:

Verrichtung: Mo = Morgens Mi = Mittags Ab = Abends Na = Nachts	Zeitaufwand:				Hilfe-Art:				
	Mo	Mi	Ab	Na	A	B	U	TÜ	VÜ
Körperpflege:									
Ganzkörperwäsche									
Teilwäsche									
Duschen									
Baden									
Mund-/Zahnpflege									
Kämmen									
Rasieren									
Blasenentleerung									
Darmentleerung									
Intimpflege									
Kleidung richten									
Inkontinenzartikel wechseln									
Urin-/Stomabeutel wechseln/leeren									
Ernährung:									
Mundgerechte Zubereitung									
Essen und Trinken reichen									
Mobilität:									
Aufstehen vom Bett									
Lagerung									
Zubettgehen									
Rollstuhl (Aufstehen/ Hineinsetzen)									
An- und Auskleiden									
Bewegen im Haus									
Stehen									
Treppensteigen									
Begleiten (z.B. zum Arzt)									
Hauswirtschaft:									
Einkaufen									
Kochen									
Wohnung reinigen									
Spülen									
Wechsel der Wäsche									
Waschen und Bügeln									
Wohnung heizen									
Besonderheiten:									

Vorkommnisse →

Pflegetagebuch für:

Datum:

Verrichtung: Mo = Morgens Mi = Mittags Ab = Abends Na = Nachts	Zeitaufwand:					Hilfe-Art:				
	Mo	Mi	Ab	Na		A	B	U	TÜ	VÜ
Körperpflege:										
Ganzkörperwäsche										
Teilwäsche										
Duschen										
Baden										
Mund-/Zahnpflege										
Kämmen										
Rasieren										
Blasenentleerung										
Darmentleerung										
Intimpflege										
Kleidung richten										
Inkontinenzartikel wechseln										
Urin-/Stomabeutel wechseln/leeren										
Ernährung:										
Mundgerechte Zubereitung										
Essen und Trinken reichen										
Mobilität:										
Aufstehen vom Bett										
Lagerung										
Zubettgehen										
Rollstuhl (Aufstehen/ Hineinsetzen)										
An- und Auskleiden										
Bewegen im Haus										
Stehen										
Treppensteigen										
Begleiten (z.B. zum Arzt)										
Hauswirtschaft:										
Einkaufen										
Kochen										
Wohnung reinigen										
Spülen										
Wechsel der Wäsche										
Waschen und Bügeln										
Wohnung heizen										
Besonderheiten:										

Mo = Morgens Mi = Mittags Ab = Abends Na = Nachts

Vorkommnisse
→

Pflegetagebuch für: _____ Datum: _____

Verrichtung: Mo = Morgens Mi = Mittags Ab = Abends Na = Nachts	Zeitaufwand:				Hilfe-Art:				
	Mo	Mi	Ab	Na	A	B	U	TÜ	VÜ
Körperpflege:									
Ganzkörperwäsche									
Teilwäsche									
Duschen									
Baden									
Mund-/Zahnpflege									
Kämmen									
Rasieren									
Blasenentleerung									
Darmentleerung									
Intimpflege									
Kleidung richten									
Inkontinenzartikel wechseln									
Urin-/Stomabeutel wechseln/leeren									
Ernährung:									
Mundgerechte Zubereitung									
Essen und Trinken reichen									
Mobilität:									
Aufstehen vom Bett									
Lagerung									
Zubettgehen									
Rollstuhl (Aufstehen/ Hineinsetzen)									
An- und Auskleiden									
Bewegen im Haus									
Stehen									
Treppensteigen									
Begleiten (z.B. zum Arzt)									
Hauswirtschaft:									
Einkaufen									
Kochen									
Wohnung reinigen									
Spülen									
Wechsel der Wäsche									
Waschen und Bügeln									
Wohnung heizen									
Besonderheiten:									

Vorkommnisse →

Pflegetagebuch für:

Datum:

Verrichtung:

Mo = Morgens Mi = Mittags Ab = Abends Na = Nachts

	Zeitaufwand:					Hilfe-Art:				
	Mo	Mi	Ab	Na		A	B	U	TÜ	VÜ
Körperpflege:										
Ganzkörperwäsche										
Teilwäsche										
Duschen										
Baden										
Mund-/Zahnpflege										
Kämmen										
Rasieren										
Blasenentleerung										
Darmentleerung										
Intimpflege										
Kleidung richten										
Inkontinenzartikel wechseln										
Urin-/Stomabeutel wechseln/leeren										
Ernährung:										
Mundgerechte Zubereitung										
Essen und Trinken reichen										
Mobilität:										
Aufstehen vom Bett										
Lagerung										
Zubettgehen										
Rollstuhl (Aufstehen/ Hineinsetzen)										
An- und Auskleiden										
Bewegen im Haus										
Stehen										
Treppensteigen										
Begleiten (z.B. zum Arzt)										
Hauswirtschaft:										
Einkaufen										
Kochen										
Wohnung reinigen										
Spülen										
Wechsel der Wäsche										
Waschen und Bügeln										
Wohnung heizen										

Besonderheiten:

Vorkommnisse
→

Pflegetagebuch für:

Datum:

Verrichtung: Mo = Morgens Mi = Mittags Ab = Abends Na = Nachts	Zeitaufwand:					Hilfe-Art:				
	Mo	Mi	Ab	Na		A	B	U	TÜ	VÜ
Körperpflege:										
Ganzkörperwäsche										
Teilwäsche										
Duschen										
Baden										
Mund-/Zahnpflege										
Kämmen										
Rasieren										
Blasenentleerung										
Darmentleerung										
Intimpflege										
Kleidung richten										
Inkontinenzartikel wechseln										
Urin-/Stomabeutel wechseln/leeren										
Ernährung:										
Mundgerechte Zubereitung										
Essen und Trinken reichen										
Mobilität:										
Aufstehen vom Bett										
Lagerung										
Zubettgehen										
Rollstuhl (Aufstehen/ Hineinsetzen)										
An- und Auskleiden										
Bewegen im Haus										
Stehen										
Treppensteigen										
Begleiten (z.B. zum Arzt)										
Hauswirtschaft:										
Einkaufen										
Kochen										
Wohnung reinigen										
Spülen										
Wechsel der Wäsche										
Waschen und Bügeln										
Wohnung heizen										
Besonderheiten:										

Mo = Morgens Mi = Mittags Ab = Abends Na = Nachts

Vorkommnisse

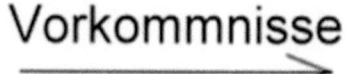

Pflegetagebuch für:

Datum:

Verrichtung:

Mo = Morgens Mi = Mittags Ab = Abends Na = Nachts

	Zeitaufwand:				Hilfe-Art:				
	Mo	Mi	Ab	Na	A	B	U	TÜ	VÜ
Körperpflege:									
Ganzkörperwäsche									
Teilwäsche									
Duschen									
Baden									
Mund-/Zahnpflege									
Kämmen									
Rasieren									
Blasenentleerung									
Darmentleerung									
Intimpflege									
Kleidung richten									
Inkontinenzartikel wechseln									
Urin-/Stomabeutel wechseln/leeren									
Ernährung:									
Mundgerechte Zubereitung									
Essen und Trinken reichen									
Mobilität:									
Aufstehen vom Bett									
Lagerung									
Zubettgehen									
Rollstuhl (Aufstehen/ Hineinsetzen)									
An- und Auskleiden									
Bewegen im Haus									
Stehen									
Treppensteigen									
Begleiten (z.B. zum Arzt)									
Hauswirtschaft:									
Einkaufen									
Kochen									
Wohnung reinigen									
Spülen									
Wechsel der Wäsche									
Waschen und Bügeln									
Wohnung heizen									
Besonderheiten:									

Vorkommnisse
→

Pflegetagebuch für:

Datum:

Verrichtung: Mo = Morgens Mi = Mittags Ab = Abends Na = Nachts	Zeitaufwand:				Hilfe-Art:				
	Mo	Mi	Ab	Na	A	B	U	TÜ	VÜ
Körperpflege:									
Ganzkörperwäsche									
Teilwäsche									
Duschen									
Baden									
Mund-/Zahnpflege									
Kämmen									
Rasieren									
Blasenentleerung									
Darmentleerung									
Intimpflege									
Kleidung richten									
Inkontinenzartikel wechseln									
Urin-/Stomabeutel wechseln/leeren									
Ernährung:									
Mundgerechte Zubereitung									
Essen und Trinken reichen									
Mobilität:									
Aufstehen vom Bett									
Lagerung									
Zubettgehen									
Rollstuhl (Aufstehen/ Hineinsetzen)									
An- und Auskleiden									
Bewegen im Haus									
Stehen									
Treppensteigen									
Begleiten (z.B. zum Arzt)									
Hauswirtschaft:									
Einkaufen									
Kochen									
Wohnung reinigen									
Spülen									
Wechsel der Wäsche									
Waschen und Bügeln									
Wohnung heizen									
Besonderheiten:									

Mo = Morgens Mi = Mittags Ab = Abends Na = Nachts

Vorkommnisse →

Pflegetagebuch für:

Datum:

Verrichtung:

Mo = Morgens Mi = Mittags Ab = Abends Na = Nachts

	Zeitaufwand:					Hilfe-Art:				
	Mo	Mi	Ab	Na		A	B	U	TÜ	VÜ
Körperpflege:										
Ganzkörperwäsche										
Teilwäsche										
Duschen										
Baden										
Mund-/Zahnpflege										
Kämmen										
Rasieren										
Blasenentleerung										
Darmentleerung										
Intimpflege										
Kleidung richten										
Inkontinenzartikel wechseln										
Urin-/Stomabeutel wechseln/leeren										
Ernährung:										
Mundgerechte Zubereitung										
Essen und Trinken reichen										
Mobilität:										
Aufstehen vom Bett										
Lagerung										
Zubettgehen										
Rollstuhl (Aufstehen/ Hineinsetzen)										
An- und Auskleiden										
Bewegen im Haus										
Stehen										
Treppensteigen										
Begleiten (z.B. zum Arzt)										
Hauswirtschaft:										
Einkaufen										
Kochen										
Wohnung reinigen										
Spülen										
Wechsel der Wäsche										
Waschen und Bügeln										
Wohnung heizen										

Besonderheiten:

Mo = Morgens Mi = Mittags Ab = Abends Na = Nachts

Vorkommnisse →

Pflegetagebuch für: Datum:

Verrichtung: Mo = Morgens Mi = Mittags Ab = Abends Na = Nachts	Zeitaufwand: Mo	Mi	Ab	Na		Hilfe-Art: A	B	U	TÜ	VÜ
Körperpflege:										
Ganzkörperwäsche										
Teilwäsche										
Duschen										
Baden										
Mund-/Zahnpflege										
Kämmen										
Rasieren										
Blasenentleerung										
Darmentleerung										
Intimpflege										
Kleidung richten										
Inkontinenzartikel wechseln										
Urin-/Stomabeutel wechseln/leeren										
Ernährung:										
Mundgerechte Zubereitung										
Essen und Trinken reichen										
Mobilität:										
Aufstehen vom Bett										
Lagerung										
Zubettgehen										
Rollstuhl (Aufstehen/ Hineinsetzen)										
An- und Auskleiden										
Bewegen im Haus										
Stehen										
Treppensteigen										
Begleiten (z.B. zum Arzt)										
Hauswirtschaft:										
Einkaufen										
Kochen										
Wohnung reinigen										
Spülen										
Wechsel der Wäsche										
Waschen und Bügeln										
Wohnung heizen										
Besonderheiten:										

Vorkommnisse
→

Pflegetagebuch für:

Verrichtung:

Mo = Morgens Mi = Mittags Ab = Abends Na = Nachts

	Zeitaufwand:					Hilfe-Art:				
Datum:	Mo	Mi	Ab	Na		A	B	U	TÜ	VÜ
Körperpflege:										
Ganzkörperwäsche										
Teilwäsche										
Duschen										
Baden										
Mund-/Zahnpflege										
Kämmen										
Rasieren										
Blasenentleerung										
Darmentleerung										
Intimpflege										
Kleidung richten										
Inkontinenzartikel wechseln										
Urin-/Stomabeutel wechseln/leeren										
Ernährung:										
Mundgerechte Zubereitung										
Essen und Trinken reichen										
Mobilität:										
Aufstehen vom Bett										
Lagerung										
Zubettgehen										
Rollstuhl (Aufstehen/ Hineinsetzen)										
An- und Auskleiden										
Bewegen im Haus										
Stehen										
Treppensteigen										
Begleiten (z.B. zum Arzt)										
Hauswirtschaft:										
Einkaufen										
Kochen										
Wohnung reinigen										
Spülen										
Wechsel der Wäsche										
Waschen und Bügeln										
Wohnung heizen										
Besonderheiten:										

Mo = Morgens Mi = Mittags Ab = Abends Na = Nachts

Vorkommnisse
→

Pflegetagebuch für:

Datum:

Verrichtung:

Mo = Morgens Mi = Mittags Ab = Abends Na = Nachts

	Zeitaufwand:				Hilfe-Art:				
	Mo	Mi	Ab	Na	A	B	U	TÜ	VÜ
Körperpflege:									
Ganzkörperwäsche									
Teilwäsche									
Duschen									
Baden									
Mund-/Zahnpflege									
Kämmen									
Rasieren									
Blasenentleerung									
Darmentleerung									
Intimpflege									
Kleidung richten									
Inkontinenzartikel wechseln									
Urin-/Stomabeutel wechseln/leeren									
Ernährung:									
Mundgerechte Zubereitung									
Essen und Trinken reichen									
Mobilität:									
Aufstehen vom Bett									
Lagerung									
Zubettgehen									
Rollstuhl (Aufstehen/ Hineinsetzen)									
An- und Auskleiden									
Bewegen im Haus									
Stehen									
Treppensteigen									
Begleiten (z.B. zum Arzt)									
Hauswirtschaft:									
Einkaufen									
Kochen									
Wohnung reinigen									
Spülen									
Wechsel der Wäsche									
Waschen und Bügeln									
Wohnung heizen									
Besonderheiten:									

Mo = Morgens Mi = Mittags Ab = Abends Na = Nachts

Vorkommnisse
→

Pflegetagebuch für: Datum:

Verrichtung: Mo = Morgens Mi = Mittags Ab = Abends Na = Nachts	Zeitaufwand:				Hilfe-Art:				
	Mo	Mi	Ab	Na	A	B	U	TÜ	VÜ
Körperpflege:									
Ganzkörperwäsche									
Teilwäsche									
Duschen									
Baden									
Mund-/Zahnpflege									
Kämmen									
Rasieren									
Blasenentleerung									
Darmentleerung									
Intimpflege									
Kleidung richten									
Inkontinenzartikel wechseln									
Urin-/Stomabeutel wechseln/leeren									
Ernährung:									
Mundgerechte Zubereitung									
Essen und Trinken reichen									
Mobilität:									
Aufstehen vom Bett									
Lagerung									
Zubettgehen									
Rollstuhl (Aufstehen/ Hineinsetzen)									
An- und Auskleiden									
Bewegen im Haus									
Stehen									
Treppensteigen									
Begleiten (z.B. zum Arzt)									
Hauswirtschaft:									
Einkaufen									
Kochen									
Wohnung reinigen									
Spülen									
Wechsel der Wäsche									
Waschen und Bügeln									
Wohnung heizen									

Besonderheiten:

Vorkommnisse
→

Pflegetagebuch für:

Datum:

Verrichtung: Mo = Morgens Mi = Mittags Ab = Abends Na = Nachts	Zeitaufwand:					Hilfe-Art:				
	Mo	Mi	Ab	Na		A	B	U	TÜ	VÜ
Körperpflege:										
Ganzkörperwäsche										
Teilwäsche										
Duschen										
Baden										
Mund-/Zahnpflege										
Kämmen										
Rasieren										
Blasenentleerung										
Darmentleerung										
Intimpflege										
Kleidung richten										
Inkontinenzartikel wechseln										
Urin-/Stomabeutel wechseln/leeren										
Ernährung:										
Mundgerechte Zubereitung										
Essen und Trinken reichen										
Mobilität:										
Aufstehen vom Bett										
Lagerung										
Zubettgehen										
Rollstuhl (Aufstehen/ Hineinsetzen)										
An- und Auskleiden										
Bewegen im Haus										
Stehen										
Treppensteigen										
Begleiten (z.B. zum Arzt)										
Hauswirtschaft:										
Einkaufen										
Kochen										
Wohnung reinigen										
Spülen										
Wechsel der Wäsche										
Waschen und Bügeln										
Wohnung heizen										
Besonderheiten:										

Vorkommnisse
→

Pflegetagebuch für: Datum:

Verrichtung: <small>Mo = Morgens Mi = Mittags Ab = Abends Na = Nachts</small>	Zeitaufwand:				Hilfe-Art:				
	Mo	Mi	Ab	Na	A	B	U	TÜ	VÜ
Körperpflege:									
Ganzkörperwäsche									
Teilwäsche									
Duschen									
Baden									
Mund-/Zahnpflege									
Kämmen									
Rasieren									
Blasenentleerung									
Darmentleerung									
Intimpflege									
Kleidung richten									
Inkontinenzartikel wechseln									
Urin-/Stomabeutel wechseln/leeren									
Ernährung:									
Mundgerechte Zubereitung									
Essen und Trinken reichen									
Mobilität:									
Aufstehen vom Bett									
Lagerung									
Zubettgehen									
Rollstuhl (Aufstehen/ Hineinsetzen)									
An- und Auskleiden									
Bewegen im Haus									
Stehen									
Treppensteigen									
Begleiten (z.B. zum Arzt)									
Hauswirtschaft:									
Einkaufen									
Kochen									
Wohnung reinigen									
Spülen									
Wechsel der Wäsche									
Waschen und Bügeln									
Wohnung heizen									

Besonderheiten:

Vorkommnisse →

Pflegetagebuch für:

Datum:

Verrichtung: Mo = Morgens Mi = Mittags Ab = Abends Na = Nachts	Zeitaufwand:				Hilfe-Art:				
	Mo	Mi	Ab	Na	A	B	U	TÜ	VÜ
Körperpflege:									
Ganzkörperwäsche									
Teilwäsche									
Duschen									
Baden									
Mund-/Zahnpflege									
Kämmen									
Rasieren									
Blasenentleerung									
Darmentleerung									
Intimpflege									
Kleidung richten									
Inkontinenzartikel wechseln									
Urin-/Stomabeutel wechseln/leeren									
Ernährung:									
Mundgerechte Zubereitung									
Essen und Trinken reichen									
Mobilität:									
Aufstehen vom Bett									
Lagerung									
Zubettgehen									
Rollstuhl (Aufstehen/ Hineinsetzen)									
An- und Auskleiden									
Bewegen im Haus									
Stehen									
Treppensteigen									
Begleiten (z.B. zum Arzt)									
Hauswirtschaft:									
Einkaufen									
Kochen									
Wohnung reinigen									
Spülen									
Wechsel der Wäsche									
Waschen und Bügeln									
Wohnung heizen									

Besonderheiten:

Vorkommnisse
→

Pflegetagebuch für:

Verrichtung:

Mo = Morgens Mi = Mittags Ab = Abends Na = Nachts

Datum:

Verrichtung	Zeitaufwand:					Hilfe-Art:				
	Mo	Mi	Ab	Na		A	B	U	TÜ	VÜ
Körperpflege:										
Ganzkörperwäsche										
Teilwäsche										
Duschen										
Baden										
Mund-/Zahnpflege										
Kämmen										
Rasieren										
Blasenentleerung										
Darmentleerung										
Intimpflege										
Kleidung richten										
Inkontinenzartikel wechseln										
Urin-/Stomabeutel wechseln/leeren										
Ernährung:										
Mundgerechte Zubereitung										
Essen und Trinken reichen										
Mobilität:										
Aufstehen vom Bett										
Lagerung										
Zubettgehen										
Rollstuhl (Aufstehen/ Hineinsetzen)										
An- und Auskleiden										
Bewegen im Haus										
Stehen										
Treppensteigen										
Begleiten (z.B. zum Arzt)										
Hauswirtschaft:										
Einkaufen										
Kochen										
Wohnung reinigen										
Spülen										
Wechsel der Wäsche										
Waschen und Bügeln										
Wohnung heizen										
Besonderheiten:										

Vorkommnisse
→

Pflegetagebuch für: _____ Datum: _____

Verrichtung: Mo = Morgens Mi = Mittags Ab = Abends Na = Nachts	Zeitaufwand:					Hilfe-Art:				
	Mo	Mi	Ab	Na		A	B	U	TÜ	VÜ
Körperpflege:										
Ganzkörperwäsche										
Teilwäsche										
Duschen										
Baden										
Mund-/Zahnpflege										
Kämmen										
Rasieren										
Blasenentleerung										
Darmentleerung										
Intimpflege										
Kleidung richten										
Inkontinenzartikel wechseln										
Urin-/Stomabeutel wechseln/leeren										
Ernährung:										
Mundgerechte Zubereitung										
Essen und Trinken reichen										
Mobilität:										
Aufstehen vom Bett										
Lagerung										
Zubettgehen										
Rollstuhl (Aufstehen/ Hineinsetzen)										
An- und Auskleiden										
Bewegen im Haus										
Stehen										
Treppensteigen										
Begleiten (z.B. zum Arzt)										
Hauswirtschaft:										
Einkaufen										
Kochen										
Wohnung reinigen										
Spülen										
Wechsel der Wäsche										
Waschen und Bügeln										
Wohnung heizen										
Besonderheiten:										

Vorkommnisse →

Pflegetagebuch für:					Datum:					
Verrichtung:	**Zeitaufwand:**					**Hilfe-Art:**				
Mo = Morgens Mi = Mittags Ab = Abends Na = Nachts	Mo	Mi	Ab	Na		A	B	U	TÜ	VÜ
Körperpflege:										
Ganzkörperwäsche										
Teilwäsche										
Duschen										
Baden										
Mund-/Zahnpflege										
Kämmen										
Rasieren										
Blasenentleerung										
Darmentleerung										
Intimpflege										
Kleidung richten										
Inkontinenzartikel wechseln										
Urin-/Stomabeutel wechseln/leeren										
Ernährung:										
Mundgerechte Zubereitung										
Essen und Trinken reichen										
Mobilität:										
Aufstehen vom Bett										
Lagerung										
Zubettgehen										
Rollstuhl (Aufstehen/ Hineinsetzen)										
An- und Auskleiden										
Bewegen im Haus										
Stehen										
Treppensteigen										
Begleiten (z.B. zum Arzt)										
Hauswirtschaft:										
Einkaufen										
Kochen										
Wohnung reinigen										
Spülen										
Wechsel der Wäsche										
Waschen und Bügeln										
Wohnung heizen										
Besonderheiten:										

Vorkommnisse
→

Pflegetagebuch für: Datum:

Verrichtung: Mo = Morgens Mi = Mittags Ab = Abends Na = Nachts	Zeitaufwand:					Hilfe-Art:				
	Mo	Mi	Ab	Na		A	B	U	TÜ	VÜ
Körperpflege:										
Ganzkörperwäsche										
Teilwäsche										
Duschen										
Baden										
Mund-/Zahnpflege										
Kämmen										
Rasieren										
Blasenentleerung										
Darmentleerung										
Intimpflege										
Kleidung richten										
Inkontinenzartikel wechseln										
Urin-/Stomabeutel wechseln/leeren										
Ernährung:										
Mundgerechte Zubereitung										
Essen und Trinken reichen										
Mobilität:										
Aufstehen vom Bett										
Lagerung										
Zubettgehen										
Rollstuhl (Aufstehen/ Hineinsetzen)										
An- und Auskleiden										
Bewegen im Haus										
Stehen										
Treppensteigen										
Begleiten (z.B. zum Arzt)										
Hauswirtschaft:										
Einkaufen										
Kochen										
Wohnung reinigen										
Spülen										
Wechsel der Wäsche										
Waschen und Bügeln										
Wohnung heizen										
Besonderheiten:										

Mo = Morgens Mi = Mittags Ab = Abends Na = Nachts

Vorkommnisse →

Pflegetagebuch für:

Datum:

Verrichtung:

Mo = Morgens Mi = Mittags Ab = Abends Na = Nachts

Zeitaufwand:				Hilfe-Art:				
Mo	Mi	Ab	Na	A	B	U	TÜ	VÜ

Körperpflege:

	Mo	Mi	Ab	Na	A	B	U	TÜ	VÜ
Ganzkörperwäsche									
Teilwäsche									
Duschen									
Baden									
Mund-/Zahnpflege									
Kämmen									
Rasieren									
Blasenentleerung									
Darmentleerung									
Intimpflege									
Kleidung richten									
Inkontinenzartikel wechseln									
Urin-/Stomabeutel wechseln/leeren									

Ernährung:

	Mo	Mi	Ab	Na	A	B	U	TÜ	VÜ
Mundgerechte Zubereitung									
Essen und Trinken reichen									

Mobilität:

	Mo	Mi	Ab	Na	A	B	U	TÜ	VÜ
Aufstehen vom Bett									
Lagerung									
Zubettgehen									
Rollstuhl (Aufstehen/ Hineinsetzen)									
An- und Auskleiden									
Bewegen im Haus									
Stehen									
Treppensteigen									
Begleiten (z.B. zum Arzt)									

Hauswirtschaft:

	Mo	Mi	Ab	Na	A	B	U	TÜ	VÜ
Einkaufen									
Kochen									
Wohnung reinigen									
Spülen									
Wechsel der Wäsche									
Waschen und Bügeln									
Wohnung heizen									

Besonderheiten:

Vorkommnisse
→

Pflegetagebuch für:

Datum:

Verrichtung: Mo = Morgens Mi = Mittags Ab = Abends Na = Nachts	Zeitaufwand:					Hilfe-Art:				
	Mo	Mi	Ab	Na		A	B	U	TÜ	VÜ
Körperpflege:										
Ganzkörperwäsche										
Teilwäsche										
Duschen										
Baden										
Mund-/Zahnpflege										
Kämmen										
Rasieren										
Blasenentleerung										
Darmentleerung										
Intimpflege										
Kleidung richten										
Inkontinenzartikel wechseln										
Urin-/Stomabeutel wechseln/leeren										
Ernährung:										
Mundgerechte Zubereitung										
Essen und Trinken reichen										
Mobilität:										
Aufstehen vom Bett										
Lagerung										
Zubettgehen										
Rollstuhl (Aufstehen/ Hineinsetzen)										
An- und Auskleiden										
Bewegen im Haus										
Stehen										
Treppensteigen										
Begleiten (z.B. zum Arzt)										
Hauswirtschaft:										
Einkaufen										
Kochen										
Wohnung reinigen										
Spülen										
Wechsel der Wäsche										
Waschen und Bügeln										
Wohnung heizen										
Besonderheiten:										

Mo = Morgens Mi = Mittags Ab = Abends Na = Nachts

Vorkommnisse
→

Pflegetagebuch für:

Datum:

Verrichtung:

Mo = Morgens Mi = Mittags Ab = Abends Na = Nachts

	Zeitaufwand:					Hilfe-Art:				
	Mo	Mi	Ab	Na		A	B	U	TÜ	VÜ
Körperpflege:										
Ganzkörperwäsche										
Teilwäsche										
Duschen										
Baden										
Mund-/Zahnpflege										
Kämmen										
Rasieren										
Blasenentleerung										
Darmentleerung										
Intimpflege										
Kleidung richten										
Inkontinenzartikel wechseln										
Urin-/Stomabeutel wechseln/leeren										
Ernährung:										
Mundgerechte Zubereitung										
Essen und Trinken reichen										
Mobilität:										
Aufstehen vom Bett										
Lagerung										
Zubettgehen										
Rollstuhl (Aufstehen/ Hineinsetzen)										
An- und Auskleiden										
Bewegen im Haus										
Stehen										
Treppensteigen										
Begleiten (z.B. zum Arzt)										
Hauswirtschaft:										
Einkaufen										
Kochen										
Wohnung reinigen										
Spülen										
Wechsel der Wäsche										
Waschen und Bügeln										
Wohnung heizen										

Besonderheiten:

Vorkommnisse →

Pflegetagebuch für:

Datum:

Verrichtung: Mo = Morgens Mi = Mittags Ab = Abends Na = Nachts	Zeitaufwand:				Hilfe-Art:				
	Mo	Mi	Ab	Na	A	B	U	TÜ	VÜ
Körperpflege:									
Ganzkörperwäsche									
Teilwäsche									
Duschen									
Baden									
Mund-/Zahnpflege									
Kämmen									
Rasieren									
Blasenentleerung									
Darmentleerung									
Intimpflege									
Kleidung richten									
Inkontinenzartikel wechseln									
Urin-/Stomabeutel wechseln/leeren									
Ernährung:									
Mundgerechte Zubereitung									
Essen und Trinken reichen									
Mobilität:									
Aufstehen vom Bett									
Lagerung									
Zubettgehen									
Rollstuhl (Aufstehen/ Hineinsetzen)									
An- und Auskleiden									
Bewegen im Haus									
Stehen									
Treppensteigen									
Begleiten (z.B. zum Arzt)									
Hauswirtschaft:									
Einkaufen									
Kochen									
Wohnung reinigen									
Spülen									
Wechsel der Wäsche									
Waschen und Bügeln									
Wohnung heizen									
Besonderheiten:									

Mo = Morgens Mi = Mittags Ab = Abends Na = Nachts

Vorkommnisse
→

Pflegetagebuch für:

Datum:

Verrichtung:

Mo = Morgens Mi = Mittags Ab = Abends Na = Nachts

	Zeitaufwand:				Hilfe-Art:				
	Mo	Mi	Ab	Na	A	B	U	TÜ	VÜ
Körperpflege:									
Ganzkörperwäsche									
Teilwäsche									
Duschen									
Baden									
Mund-/Zahnpflege									
Kämmen									
Rasieren									
Blasenentleerung									
Darmentleerung									
Intimpflege									
Kleidung richten									
Inkontinenzartikel wechseln									
Urin-/Stomabeutel wechseln/leeren									
Ernährung:									
Mundgerechte Zubereitung									
Essen und Trinken reichen									
Mobilität:									
Aufstehen vom Bett									
Lagerung									
Zubettgehen									
Rollstuhl (Aufstehen/ Hineinsetzen)									
An- und Auskleiden									
Bewegen im Haus									
Stehen									
Treppensteigen									
Begleiten (z.B. zum Arzt)									
Hauswirtschaft:									
Einkaufen									
Kochen									
Wohnung reinigen									
Spülen									
Wechsel der Wäsche									
Waschen und Bügeln									
Wohnung heizen									
Besonderheiten:									

Mo = Morgens Mi = Mittags Ab = Abends Na = Nachts

Vorkommnisse
→

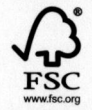